Peter Carl Simons

Le Remède Contre Le Cancer du Bicarbonate De Sodium - Fraude ou Miracle ?

Le Bicarbonate de Sodium Dans La Prévention et le Traitement De Toutes les Maladies et Malaise

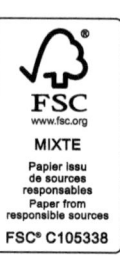

© 2017, Peter Carl Simons

Tous droits réservés

Edition : BoD - Books on Demand

12/14 rond-point des Champs Elysées

75008 Paris

Imprimé par BoD – Books on Demand, Norderstedt

ISBN : 978-2-3221-5789-1

Dépôt légal : 06/2017

Introduction

En achetant ce livre, vous accepter entièrement cette clause de non-responsabilité.

Aucun conseil

Le livre contient des informations. Les informations ne sont pas des conseils et ne devraient pas être traités comme tels.

Si vous pensez que vous souffrez de n'importe quel problème médicaux vous devriez demander un avis médical. Vous ne devriez jamais tarder à demander un avis médical, ne pas tenir compte d'avis médicaux, ou arrêter un traitement médical à cause des informations de ce livre.

Pas de représentations ou de garanties

Dans la mesure maximale permise par la loi applicable et sous réserve de l'article ci-dessous, nous avons enlevé toutes représentations, entreprises et garanties en relation avec ce livre.

Sans préjudice de la généralité du paragraphe précédent, nous ne nous engageons pas et nous ne garantissons pas :

• Que l'information du livre est correcte, précise, complète ou non-trompeuse ;

• Que l'utilisation des conseils du livre mènera à un résultat quelconque.

Limitations et exclusions de responsabilité

Les limitations et exclusions de responsabilité exposés dans cette section et autre part dans cette clause de non-responsabilité : sont soumis à l'article 6 ci-dessous ; et de gouverner tous les passifs découlant de cette clause ou en relation avec le livre, notamment des responsabilités découlant du contrat, en responsabilités civiles (y compris la négligence) et en cas de violation d'une obligation légale.

Nous ne serons pas responsables envers vous de toute perte découlant d'un événement ou d'événements hors de notre contrôle raisonnable.

Nous ne serons pas responsable envers vous de toutes pertes d'argent, y compris, sans limitation de perte ou de dommages de profits, de revenus, d'utilisation, de production, d'économies prévues, d'affaires, de contrats, d'opportunités commerciales ou de bonne volonté.

Nous ne serons responsables d'aucune perte ou de corruption de données, de base de données ou de logiciel.

Nous ne serons responsables d'aucune perte spéciale, indirecte ou conséquente ou de dommages.

Exceptions

Rien dans cette clause de non-responsabilité doit : limiter ou exclure notre responsabilité pour la mort ou des blessures résultant de la négligence ; limiter ou exclure notre responsabilité pour fraude ou représentations frauduleuses ; limiter l'un de nos passifs d'une façon qui ne soit pas autorisée par la loi applicable ; ou d'exclure l'un de nos passifs, qui ne peuvent être exclus en vertu du droit applicable.

Dissociabilité

Si une section de cette cause de non-responsabilité est déclarée comme étant illégal ou inacceptable par un tribunal ou autre autorité compétente, les autres sections de cette clause demeureront en vigueur.

Si tout contenu illégal et / ou inapplicable serait licite ou exécutoire si une partie d'entre elles seraient supprimées, cette partie sera réputée à être supprimée et le reste de la section restera en vigueur.

Table des matières

Introduction 9

Comment le Cancer Affecte le Corps 11

Causes du Cancer 15

    Génétique - Héréditaire 15

    Exposition au Soleil ou aux Rayons Ultraviolets 16

    Usage du Tabac 17

    Mauvais Choix d'Alimentation 18

    Autres Cancérogènes 20

    Facteurs de Style de Vie 21

Types de Cancer 23

    Le Cancer du Poumon 23

    Le Cancer de la Prostate 24

    Le Cancer du Cerveau 25

    Le Cancer du Sein 27

    Le Cancer du Col de l'Utérus 28

    Le Cancer des Ovaires 29

    Le Cancer de la Peau 30

    Le Cancer du Pancréas 31

    Le Cancer de l'Utérus 32

Le Cancer Colorectal 34

Le Bicarbonate de Sodium pour Guérir le Cancer 36

Qu'est-ce que le Bicarbonate de Sodium ? 36

Comment Ça Marche ? 37

Comment le Bicarbonate de Sodium peut aider à Guérir le Cancer 39

Le Processus de Traitement du Bicarbonate de Sodium 43

Attention 47

Le Bicarbonate de Sodium et le Traitement et la Prévention de Toutes Maladies et Malaises 51

Autres Traitements Connus Pour le Cancer 54

Chirurgie 54

Chimiothérapie 55

La Radiothérapie 56

Hormonothérapie 58

Greffe de Cellules Souches 59

Conclusion – 'Mieux vaut prévenir que Guérir' 61

Introduction

Le cancer est une maladie qui prend origine de la prolifération de cellules anormales dans l'organisme. Ces cellules anormales se développent de manière anarchique et forment des bosses ou des masses de tissus qui sont appelées tumeurs. Toutefois, les tumeurs ne se développent pas dans tous les cas. Par exemple, dans le cas de leucémie, le cancer attaque en empêchant la fonction normale du sang. Les cellules anormales se divisent dans le sang et empêchent ainsi le sang de faire leurs fonctions normales dans le corps. Les tumeurs du cancer peuvent se développer et commencer à interférer avec certains des systèmes du corps comme le système nerveux, circulatoire et de la reproduction et de l'appareil digestif. Ils peuvent également émettre certaines hormones qui modifient les fonctions normales du corps.

L'Organisation mondiale de la Santé (OMS) estime qu'il y avait plus de 14 millions de nouveaux cas de cancer dans le monde à compter de 2012 et 8,2 millions de décès liés au cancer. L'American Cancer Society a également identifié le cancer comme la cause d'un décès sur quatre aux États-Unis d'Amérique ce qui le rend la deuxième cause la plus courante de décès dans le pays.

Comment le Cancer Affecte le Corps

Les cellules de cancer ont de différentes manières d'affecter le corps. Elle peut affecter le système lymphatique en restant piégée dans les ganglions et puis commencer à se développer à partir de là. Le système lymphatique piège et détruit habituellement les bactéries et autres organismes nocifs dans le corps, y compris les cellules cancéreuses. Avec une prolifération de cellules de cancer, la capacité du système lymphatique à jouer son rôle serait gravement touché.

Dans le sang, les cellules cancéreuses peuvent se multiplier et se répandent dans le sang. Le sang circule à travers le corps, entraînant avec elle l'oxygène et des nutriments vers les cellules du corps pour le bon fonctionnement. Il enlève également les déchets en vue de leur élimination du corps. Lorsque le sang n'est pas suffisamment alimenté ou sa circulation est entravée, les cellules et les tissus de l'organisme peuvent donc mourir.

Dans le système endocrinien ou hormonal qui est un réseau de glandes et organes du corps dont la fonction est de produire des hormones, les cellules cancéreuses peuvent produire des hormones qui circulent autour du corps et causent des symptômes connus sous le nom de syndrome paranéoplasique. Par exemple, les cellules du cancer du poumon peuvent produire les hormones qui causent l'engourdissement des doigts et orteils, la faiblesse et le vertige.

Le système du corps qui peut être le plus touché par le cancer est le système immunitaire. Son rôle majeur dans l'organisme est de protéger le corps contre les maladies et les infections causées par des champignons, bactéries, virus ou parasites. Il répond de manière à ce que l'envahisseur soit attaqué, contenu et maîtrisé. Les cellules cancéreuses peuvent affaiblir le système immunitaire et le rendre incapable de jouer son rôle de lutte contre la maladie. Elle peut le faire en se répandant dans la moelle osseuse qui produit les cellules sanguines qui aident à combattre l'infection. Elle va alors atteindre la capacité de la moelle des os à produire suffisamment de cellules sanguines à cette fin.

Les cellules cancéreuses peuvent affecter tous les systèmes du corps. Les cellules se développent et trouvent leur chemin dans tout le corps à l'aide de la circulation sanguine, puis détruisent les tissus sains dans un processus connu sous le nom de l'invasion. Les cellules peuvent également se développer ; conduire les cellules du sang à se nourrir eux-mêmes dans un processus connu sous le nom de l'angiogenèse. Les tumeurs peuvent se développer et devenir soit bénigne ou maligne.

Causes du Cancer

Aussi complexe que le cancer soit, il a de nombreuses causes. Dans ce segment, nous allons explorer les causes possibles de cancer de manière à avoir une meilleure compréhension du fonctionnement de la maladie.

Génétique - Héréditaire

Ce n'est pas une cause de cancer très fréquente parce que les changements génétiques liés à la plupart des cas de cancer commencent dans une seule cellule et continue tout au long de la vie de la personne. Cependant, certains types de cancer ont été liés avec l'histoire de la famille. Avec l'avancement de la génétique et de la biologie moléculaire, il y a eu des cas montrant comment les changements dans les cellules peuvent s'appuyer sur les gènes hérités pour hâter le développement de cancer.

Exposition au Soleil ou aux Rayons Ultraviolets

Une autre cause du cancer est l'exposition aux rayons ultraviolets émis par le soleil. On estime que jusqu'à 95 pour-cent des cancers de la peau sont causés par trop d'expositions aux rayons ultraviolets du soleil avec la peau. Le rayonnement ultraviolet peut aussi provenir du lit de bronzage, les lampes solaires et solariums. Les ravages sur la peau se produisent lorsque le rayonnement endommage les matériels génétiques (ADN) dans les cellules de la peau, également connu sous le nom de coups de soleil. Une fois le dégât se produit et s'accumule au fil du temps, les cellules commencent à se développer hors de contrôle, ce qui provoque le cancer de la peau.

Usage du Tabac

C'est la principale cause de cancer et de la mort de la maladie. Le tabac cause de nombreux types de cancer et l'on ne connaît aucun moyen sécuritaire pour l'usage du tabac. La fumée du tabac contient plus de 7 000 substances chimiques et plus de 10 pour-cent de ces produits chimiques sont cancérogènes, qui veut dire, il peut causer le cancer. Certains des produits chimiques contenus dans le tabac sont : la nicotine, le cyanure, le méthanol, l'ammoniac, le monoxyde de carbone, l'oxyde d'azote, le chlorure de vinyle, le chrome et le cadmium, pour n'en citer que quelques-uns.

Mauvais Choix d'Alimentation

Une des causes les plus probables du cancer est la nourriture que nous mangeons. Les aliments causant le cancer sont très visibles dans les aliments que nous mangeons tous les jours et un bon nombre de gens ne le remarquent pas. Manger des aliments qui ont une forte teneur en sel expose les gens à des risques de cancer. C'est parce que le sel augmente le risque du cancer par endommager la muqueuse de l'estomac, causant une inflammation ou rendant la muqueuse de l'estomac à devenir plus sensible aux produits chimiques cancérigènes. Certains aliments que nous mangeons contiennent des agents cancérigènes qui causent le cancer.

Les manières dont certains aliments sont traités posent également des dangereux risques de cancer. Par exemple, les tomates fraîches sont connues pour posséder des capacités de lutte contre le cancer, mais quand elles sont traitées et mises en conserve, elles augmentent le risque de cancer. Cela est dû à la présence d'un produit chimique appelé bisphénol-A ou BPA qui compose la doublure de presque tous les aliments en conserve. Ce produit chimique a été prouvé d'avoir des conséquences dommageables sur la santé. La viande rouge et les viandes transformées ont été associées avec le cancer de l'intestin. Les huiles hydrogénées, les frites et les croustilles, maïs soufflé par micro-ondes, le sucre ou soude raffiné et la farine blanche raffinée sont tous les aliments qui contiennent des propriétés qui ont été associées à aider le développement du cancer dans le corps.

Autres Cancérogènes

Un cancérogène est une substance qui est directement impliquée dans la cause du cancer. Cette substance peut avoir la capacité d'endommager les gènes ou perturber le processus métabolique des cellules. Bien que certains d'entre eux aient été connus d'être contenus dans des substances chimiques dans l'environnement, dans les aliments et le tabac, certains peuvent être pris dans d'autres sources. Par exemple, l'essence contient des aromatiques, l'alcool, le benzène dans les peintures et les adhésifs, l'amiante dans les toitures et carreaux sont toutes des substances cancérigènes avec de forts potentiels à causer un type de cancer à l'autre.

Facteurs de Style de Vie

En dehors des choix alimentaires et l'usage du tabac, certains aspects de la vie quotidienne peuvent rendre vulnérables au cancer. Le manque d'exercices et de l'activité physique est l'une de ces causes de style de vie qui augmentent le risque de cancer. L'obésité et le surpoids ont été identifiés comme la deuxième cause de cancer dans le Royaume-Uni dans une étude récente. Cela se produit parce que les tissus graisseux sont connus pour produire des quantités excessives d'œstrogènes et des niveaux élevés de cette hormone sont liés avec le cancer du sein et l'endomètre.

Les personnes ayant un poids excessif sont également connues d'avoir des niveaux élevés d'insuline dans le sang qui peut entraîner le développement de certaines tumeurs. De plus, les cellules adipeuses produisent également des adipokines comme la leptine ce qui peut stimuler ou inhiber la croissance des cellules. Les personnes obèses sont également connues d'avoir de faibles niveaux d'inflammation chronique qui a également été associée au cancer.

Types de Cancer

Il y a plus de 100 différents types de cancer. Pour les connaissances et réponses possibles à des événements, nous allons examiner certains des types de cancer dans cette partie de l'étude.

Le Cancer du Poumon

Le cancer du poumon fait référence à la présence d'une tumeur maligne dans les poumons rendue possible par une croissance cellulaire incontrôlée des tissus du poumon. Les symptômes les plus courants du cancer du poumon sont les toux excessives, perte de poids inexpliquée, une douleur thoracique et l'essoufflement. Il y a deux principaux types de cancer du poumon, à savoir, le cancer du poumon à petites cellules et le cancer du poumon à non-petites cellules. Le type de cancer du poumon détermine l'option de traitement à adopter. L'American Cancer Society en 2016 estime que plus de 200 000 nouveaux cas de cancer du poumon seront diagnostiqués aux États-Unis seulement et cela mènera à plus de 150 000 décès.

Le Cancer de la Prostate

Le cancer de la prostate est le deuxième type de cancer le plus fréquent chez les hommes. Il commence lorsque les cellules de la prostate commencent à croître de façon incontrôlée. Bien que certaines cellules du cancer de la prostate puissent se développer et se propager très rapidement, la plupart grandit très lentement. La glande de prostate est trouvée seulement chez les hommes et se trouve sous la vessie et devant le rectum. Sa taille augmente avec l'âge. Le cancer dans la prostate se développe à partir des cellules de la glande qui sont les cellules qui fabriquent le liquide de la prostate qui est ajoutée dans le sperme que les hommes produisent. L'American Cancer Society estime que plus de 180 000 nouveaux cas de cancer de la prostate seront diagnostiqués en 2016 et que de plus de 25 000 décès se produiront. Les symptômes les plus courants de cancer de la prostate sont : du sang dans l'urine ou le sperme, des douleurs dans les hanches ou le dos, dysfonction érectile, un flux urinaire lent ou faible et des mictions fréquentes.

Le Cancer du Cerveau

Le cerveau humain est composé de cellules et lorsqu'elles se divisent et se développent de façon anormale, le cancer du cerveau va alors se produit. La division anormale des cellules entraîne la formation d'une tumeur qui affecte la sensation, la mémoire, le contrôle musculaire et d'autres fonctions de l'organisme. La tumeur du cerveau, également connu sous le nom de tumeur intracrânienne est catégorisée en deux. Il s'agit de la tumeur primaire, qui commence sa croissance dans le cerveau et la tumeur secondaire qui se répand d'ailleurs. Les symptômes courants du cancer du cerveau sont : maux de tête, la nausée, vomissements, convulsions, et de la somnolence et des troubles de l'équilibre. Seulement environ 1 dans 140 hommes ou 1 dans 180 femmes a la possibilité de développer des tumeurs du cerveau au cours de leur vie.

Le Cancer du Sein

Lorsque les cellules dans les seins commencent à se développer de façon anormale et se propagent sans contrôle, le cancer se présente. Souvent, les cellules forment des tumeurs qui peuvent être identifiées par radio ou ressenti comme une bosse. Si laissé à se développer, ces cellules peuvent se répandre et envahir les tissus environnants. Le cancer du sein est plus fréquent chez les femmes que les hommes. Les symptômes possibles de cancer du sein comprennent : enflure d'une partie de la poitrine ou la totalité, la douleur au sein ou mamelon, un écoulement du mamelon, rougeur, écaillement ou l'épaississement du mamelon.

Le Cancer du Col de l'Utérus

Le col de l'utérus est la partie inférieure de l'utérus (matrice). Se produit lorsque les cellules du cancer du col de l'utérus et la propagation croissance anormale. Les femmes qui ont des cancers du col utérin n'ont pas de symptômes immédiats. Les symptômes commencent seulement quand les cellules de cancer sont devenues envahissantes et se développer dans les tissus voisins. Certains des symptômes communs de cancer du col sont les suivants : des relations sexuelles douloureuses, des saignements vaginaux anormaux, comme des saignements après les rapports sexuels, des saignements après la ménopause et plus lourdes que d'habitude des saignements durant les périodes menstruelles. Écoulement inhabituel peut être remarqué du vagin le mélange avec le sang pendant les périodes menstruelles ou après la ménopause.

Le Cancer des Ovaires

Le cancer de l'ovaire est le type de cancer qui se forme dans l'ovaire. Il provient de la division et d'une croissance anormale des cellules dans l'ovaire et cela peut se produire sans montrer des symptômes principaux jusqu'à ce qu'il ait progressé et envahi d'autres tissus dans le corps. Le risque de cancer de l'ovaire est élevé chez les femmes qui ont eu des taux d'ovulation élevés au cours de leur vie, y compris celles qui n'ont peut-être pas eu d'enfants, celles qui ont commencé l'ovulation à un plus jeune âge et les femmes qui ont atteint la ménopause à un âge plus avancé. Il peut y avoir plusieurs symptômes du cancer de l'ovaire. Certains d'entre eux incluent :

fatigue, maux d'estomac, douleur abdominale ou pelvienne, problèmes urinaires comme haute fréquence d'urination, douleurs dorsales, douleurs pendant les rapports sexuels, constipation, gonflements abdominaux, et perte de poids inexpliquée.

Le Cancer de la Peau

Il s'agit du type de cancer qui se développe à partir de la peau. Il se développe à partir du développement cellulaire anormal dans la peau qui peut croître et envahir d'autres tissus du corps. Il existe trois principaux types de cancer de la peau, à savoir : le cancer de la peau des cellules basales, cancer de type épidermoïde de la peau et le mélanome. Plus de 90 pour-cent des cancers de la peau sont causés par l'exposition aux rayons ultraviolets du soleil. Ceci s'applique à tous les trois types de cancer plus tôt mentionné. Les symptômes qui sont associés au cancer de la peau sont : ulcères dans la peau, la décoloration de la peau, rougeur inhabituelle, l'écaillement et des taches épaisses sur la peau.

Le Cancer du Pancréas

Le pancréas est un organe glandulaire derrière l'estomac qui est plus connu pour la sécrétion de l'hormone de régulation du sucre, l'insuline. Les cellules anormales peuvent se développer dans le pancréas, multipliant et formant une masse. Le cancer du pancréas se produit rarement dans les personnes en dessous de l'âge de 40 ans. Les facteurs de risque impliqués dans le cancer du pancréas incluent : le tabagisme, l'obésité, le diabète et certaines maladies génétiques rares. Cependant, 25 pour-cent des cas de cancer du pancréas sont liés au tabagisme. En général, le cancer du pancréas se répand au foie et cette situation s'appelle l'ictère. Certains des symptômes généralement liés au cancer du pancréas sont : l'urine foncée, démangeaisons de la peau, des selles de couleur légère et graisseuses, douleur abdominale ou dorsale, perte de poids, manque d'appétit, de caillots de sang, l'élargissement de la vésicule biliaire ou du foie, nausées et vomissements, diabète et des anomalies des tissus gras.

Le Cancer de l'Utérus

C'est le cancer de l'utérus et c'est le cancer le plus fréquent du système reproductif de la femme. Le cancer de l'utérus commence lorsque les cellules saines dans l'utérus changent et se développent sans contrôle, formant une tumeur. Les deux principaux types de cancer de l'utérus sont l'adénocarcinome et sarcome. L'American Cancer Society estime qu'en 2016, plus de 60 000 femmes recevront un diagnostic de cancer de l'utérus. De ce nombre, plus de 10 000 mourront de la maladie. Le symptôme le plus courant de ce type de cancer est un saignement vaginal, allant des flux aqueux et sanglants à d'autres rejets qui contiennent habituellement du sang. D'autres symptômes de cette maladie incluent : difficulté et de la douleur pendant l'urination, des rapports sexuels douloureux, douleur dans la région pelvienne et saignements utérins anormaux chez les femmes pré-ménopausées. Une tumeur ou masse pelvienne est habituellement ressentie dans dix pour-cent des femmes avec le cancer de l'utérus.

Le Cancer Colorectal

Le cancer colorectal est aussi appelé le cancer de l'intestin et est le développement du cancer du côlon ou du rectum. Les cellules anormales dans ces organes peuvent se développer et se propager à d'autres parties du corps. La plupart des cancers colorectaux sont des produits de l'âge et des facteurs liés au mode de vie. Les facteurs liés au mode de vie qui peuvent mettre quelqu'un à risque de cancer colorectal sont l'obésité, le tabagisme et le manque d'exercices physiques. Les facteurs alimentaires tels que l'ingestion de viande rouge, viande transformée et l'alcool mettent aussi des personnes à risque d'avoir ce type de cancer. Les gens au-dessus de l'âge de 50 ans devraient se dépister pour le cancer colorectal parce que le dépistage et la détection précoce sont efficaces pour prévenir les décès par le cancer colorectal. Les symptômes du cancer colorectal sont : diarrhée, constipation, sang dans les selles, des douleurs abdominales, ballonnement du ventre, vomissements, fatigue, perte de poids, une boule dans le ventre et la carence en fer inexplicable chez les hommes ou chez les femmes après la ménopause.

Le Bicarbonate de Sodium pour Guérir le Cancer

Qu'est-ce que le Bicarbonate de Sodium ?

Le Bicarbonate de sodium ($NaHCO_3$) est communément appelé le bicarbonate de soude et est une substance naturelle utilisée dans le corps humain pour réguler le niveau de pH dans le sang. Il contrebalance principalement le niveau de pH dans le corps contre l'accumulation d'acide qui peut être dommageable pour le corps. Le Bicarbonate de sodium a un goût salé et alcalin et est utilisé comme agent de levage dans la cuisson. Il aide à neutraliser les composants d'acides de pâte dans le processus de cuisson et la neutralisation produit du dioxyde de carbone et conduit à l'expansion des aliments cuits au four. Il peut également être utilisé pour ramollir les légumes et pour rendre la viande tendre.

Comment Ça Marche ?

Le Bicarbonate de sodium fonctionne de trois façons. Premièrement, il affecte le niveau de pH des cellules l'équilibrant vers l'alcalinité, deuxièmement, équilibre la cellule et troisièmement augmente le CO_2 dans les cellules qui aide dans le processus d'oxygénation.

Le niveau de pH des tissus et des fluides dans le corps est très important et essentiel à la bonne santé et le bien-être. Un pH plus près de 7,35 et 7,45 marque un meilleur niveau de santé et de bien-être. La capacité d'une personne à rester pendant de longues périodes de temps à l'intérieur de cette gamme de pH saine augmente remarquablement la capacité de la personne à se défendre contre des maladies comme le rhume, la grippe et l'apparition du cancer. L'utilisation de bicarbonate de sodium dans le corps aide à lancer la tendance à l'alcalinité.

Lorsque l'acidité du corps est trop élevée, il signale une situation de santé potentiellement dangereuse et peut signifier l'apparition d'une maladie dans le système. Lorsque l'organisme est incapable de neutraliser ou même éliminer ces acides, il les déplace dans le liquide extracellulaire dans le système et d'autres dans les tissus conjonctifs. Cette action compromet l'intégrité cellulaire.

Comment le Bicarbonate de Sodium peut aider à Guérir le Cancer

Les tumeurs malignes qui forment le cancer dans l'organisme ont habituellement comme faisant partie de leur composition des cellules qui croissent très rapidement. L'activité cellulaire rapide laisse présager également l'augmentation du métabolisme cellulaire. Cela signifie également un taux élevé de l'utilisation de sucre et d'hydrates par les cellules de cancer pour générer de l'énergie.

Au cours de cette activité cellulaire rapide, certains composés sont formés qui contiennent de l'acide lactique et d'acide pyruvique. Le taux rapide de la croissance des cellules de cancer, le rend difficile au corps d'éliminer ces composés et de les utiliser immédiatement lorsqu'ils sont produits. Ainsi, une prépondérance des composés acides les fait s'accumuler dans l'environnement immédiat de la tumeur cancéreuse.

Cela signifie en termes simples que les cellules cancéreuses ont besoin d'un environnement acide pour se développer et se propager aussi rapidement qu'elles l'auraient fait naturellement. Cette situation est renforcée par l'activité des cellules et les rejets d'acides autour de la tumeur qui explique les métastases de tumeurs cancéreuses. Métastase fait référence à la propagation rapide d'une maladie comme le cancer d'un organe du corps ou une partie du corps à l'autre. Cela peut se produire même lorsque la partie du corps qui est touchée n'est pas directement reliée à la partie affectée.

Les spécialistes du cancer ont donc suggéré que l'utilisation de composés alcalins pour contrer le microenvironnement tumoral peut causer le niveau de pH de l'acidité des tumeurs à réduire et les empêcher de poursuivre leur croissance ou complètement arrêter leur propagation.

Une étude publiée dans le Journal de la Recherche sur le Cancer en 2009 a grandement contribué à confirmer que l'effet alcalinisant de bicarbonate de sodium peut réellement arrêter le cancer. Les chercheurs ont utilisé un groupe de souris pour prouver leur hypothèse, les injectant avec du bicarbonate de sodium qui s'est avéré vrai, car ils ont montré que le composé a provoqué l'augmentation du pH de l'organe atteint. Il s'avère donc que le bicarbonate de sodium a soulevé le pH de la souris et donc réduit la propagation rapide de cellules cancéreuses chez les rats induisent de cancer du sein.

La recherche a également découvert que le bicarbonate de sodium inhibe la colonisation d'autres organes par les cellules tumorales circulantes, réduit la participation de ganglionnaire lymphatique dans le transport des cellules cancéreuses et réduit l'implication du foie et, par implication, la propagation des cellules tumorales à d'autres organes.

En outre, le Dr Tullio Simoncini, un médecin en Italie qui a fait un travail formidable dans l'exploration de l'utilisation de bicarbonate de sodium comme une thérapie alcaline contre le cancer a donné des aperçus intéressants sur le cours. Il a montré par la recherche que le bicarbonate de sodium perturbe l'environnement confortable que les tumeurs ont besoin pour prospérer. Le Bicarbonate de sodium a un pH de 10, ce qui en fait un parfait antidote pour l'acidité. Il peut être administré en intraveineuse, cliniquement stérile. Il est également prouvé que l'alcalinité peut tuer les microbes dans les cellules cancéreuses et les transformer en cellules normales.

Le Processus de Traitement du Bicarbonate de Sodium

En fonction des études et de l'idée que le bicarbonate de sodium est sûr et toléré par le corps, des experts médicaux de renommée comme le Dr Julian Whitaker, un praticien de médecine alternative et opérateur de Whitaker Wellness Institute à Newport Beach, en Californie, ont adopté et mis en œuvre des protocoles de traitement en tant que partie intégrante d'un vaste programme de soutien nutritionnel et immunitaire des patients atteints de cancer.

Pour le protocole Whitaker, l'usage suggéré est de 12g ou deux cuillères à café arrondies de bicarbonate de sodium mélangées dans deux tasses d'eau. Un édulcorant hypocalorique peut être utilisé pour diluer la salinité. Cela doit être pris au cours de deux heures et répété pour un total de trois fois en une journée.

Le Dr Mark Sircus, acupuncteur et médecin de l'Oriental et la médecine pastorale a exposé les méthodes basées sur de longues années d'expérience clinique et de l'expérience d'autres médecins à travers le monde. Il a partagé dans un de ses commentaires sur le cancer, l'histoire d'un homme appelé Vernon Johnston qui a utilisé le bicarbonate de sodium par voie orale (1 c. à thé de bicarbonate de sodium mélangé avec 1 cuillère à café de mélasse dans une tasse d'eau) et a obtenu son pH urinaire jusqu'à 8,5 en cinq jours et dans un délai de deux semaines. Il est retourné à son médecin, et une série de tests a confirmé que ses os étaient libérés de cancer. Vernon a reçu un diagnostic de cancer de la prostate qui s'est étendu à ses os. Ses résultats ont montré que son antigène prostatique spécifique, PSA (la protéine utilisée pour déterminer la gravité de l'élargissement de la prostate ou le cancer de la prostate) a passé de 22,3 qu'il était au moment du diagnostic à 0.1.

Un autre protocole de bicarbonate de sodium propose que 90 cuillères à café de sirop d'érable doivent être mélangées avec 30 cuillères à café de bicarbonate de soude. Le sirop d'érable doit être chauffé jusqu'à ce qu'elle devienne moins visqueuse. Le sirop de cuisson devrait alors être ajouté et remué pendant cinq minutes jusqu'à ce qu'il se dissolve complètement. Cela devrait donner à la personne au moins 10 jours de bicarbonate de remède. Entre 5 et 7 cuillères à café de la solution est recommandée pour les patients atteints de cancer.

Attention

Même si l'utilisation du bicarbonate de sodium dans le traitement du cancer a été établie, il est important de noter que son utilisation peut avoir des conséquences sur la santé. Maintenir le niveau de pH dans le corps avec l'utilisation de bicarbonate de sodium peut causer de l'alcalose métabolique - une condition où le pH d'un tissu est soulevé au-delà de la gamme normale et un déséquilibre électrolytique. Le déséquilibre électrolytique peut causer de l'hypertension et d'autres problèmes liés au cœur. Certains experts ont suggéré que les patients atteints de cancer devraient prendre seulement un quart ou une demi-cuillerée à café de bicarbonate de sodium par voie orale dans l'eau plusieurs fois par jour. C'est parce que la prise de cette substance dans l'excès peut avoir de graves répercussions dans différents organes du corps. Le risque de contamination de l'aluminium a également été identifié dans certains types de bicarbonate de sodium.

Le traitement de bicarbonate de sodium ne doit pas être aussi un traitement autonome, mais doit être utilisé en association avec un protocole plus large qui devrait combiner le chlorure de magnésium, sélénium, nettoyage intestinal et une approche naturopathique à l'alimentation.

La perfusion intraveineuse de bicarbonate de sodium doit être faite par un praticien qui est très expérimenté et compétent dans ce domaine de la médecine.

D'autres effets secondaires connus de bicarbonate de sodium sont des maux de tête, nausées, faiblesse musculaire, réflexes lents et la confusion, le gonflement des chevilles et des pieds, des selles noires et des sévères douleurs à l'estomac. Un homme a subi une rupture à travers les parois de l'estomac après la prise de bicarbonate de sodium mélangé dans l'eau pour faire face à l'indigestion après un repas lourd.

Le Bicarbonate de soude n'est pas habituellement administré à tout le monde, particulièrement les personnes qui : sont enceintes ou allaitantes, prennent tout autre médicament (sur ordonnance ou non), prennent les préparations à base de plantes ou des suppléments, souffrez d'insuffisance cardiaque, des problèmes hépatiques ou rénaux ou avez des allergies aux médicaments, aliments ou d'autres substances.

Il est important de noter qu'un médecin ou personnel médical bien formé doit être contacté si l'une ou l'autre des signes et symptômes du cancer tel qu'indiqué dans la première partie de ce discours est remarqué. Veuillez consulter votre médecin et expliquer les signes et symptômes remarqués. Il est dangereux de procéder au traitement de bicarbonate de sodium sans les directions et les conseils d'un personnel médical bien formé. Ce type d'action devrait être découragé et évité.

Le Bicarbonate de Sodium et le Traitement et la Prévention de Toutes Maladies et Malaises

En plus du cancer, le bicarbonate de sodium peut être utilisé contrer d'autres maladies. Il peut être appliqué comme une première ligne de défense contre une série de maladies non-quantifiables, de la grippe au diabète, maladie des reins, et rhume.

Car tant de maladies dans le corps peuvent être reliées à la prévalence d'acides dans le système, il est important de noter la capacité éprouvée de bicarbonate de sodium dans la neutralisation de ces acides. Ainsi, il est utilisé généralement pour traiter l'acidose métabolique - une situation où il y a trop d'acide dans le corps. Parce que c'est un électrolyte, il neutralise les acides en excès dans le sang et restaure la normalité en niveaux de pH.

La prévalence des acides dangereux dans le corps a été identifiée comme étant la cause de beaucoup de maux. Plusieurs interventions peuvent être utilisées pour détoxiquer le sang de ces acides et ainsi à restaurer la santé normale. L'un des antiacides qui peuvent aider dans ce processus pour la guérison de nombreux maux est le bicarbonate de sodium.

En plus d'intervenir pour arrêter ou de guérir ces maux et maladies, il peut vous aider à leur prévention. La désintoxication est un processus connu pour la prévention de maladies qui sont liées à l'acide. Par conséquent, si le sang est détoxifié avant qu'aucun de ces problèmes surviennent, il ne serait pas nécessaire de demander un traitement ou la guérison. Donc le bicarbonate de sodium peut aider à prévenir tout type de maladie ou malaise qui a son origine à partir de toxines dans le sang.

Mais, avant que ce composé soit pris pour la prévention ou le traitement de toute maladie ou d'une maladie, un professionnel de la santé devrait être consulté pour des conseils.

Autres Traitements Connus Pour le Cancer

Il y a d'autres traitements connus pour le cancer. Nous allons explorer quelques-uns ci-dessous :

Chirurgie

La chirurgie est utilisée pour traiter le cancer comme une procédure par laquelle un chirurgien enlève le cancer du corps. Il exige souvent que le chirurgien coupe à travers la peau, des muscles et parfois l'os. La zone touchée est ensuite coupée et retirée du corps pour arrêter la propagation et pour libérer le corps de ses effets préjudiciables.

Parce que ces incisions peuvent être très douloureuses, l'anesthésie ou analgésique est habituellement administré au patient avant que l'opération soit effectuée. L'opération s'est avérée un moyen très efficace de traiter le cancer et de débarrasser le corps de sa ruine.

Chimiothérapie

La chimiothérapie est le mécanisme du traitement du cancer qui utilise des médicaments pour détruire les cellules cancéreuses. Il agit en arrêtant ou en ralentissant la croissance des cellules de cancer dans le corps. Il peut être utilisé pour guérir le cancer par débarrasser le corps des cellules, réduisant la chance qu'il soit de retour et arrêter ou ralentir sa croissance.

La chimiothérapie peut avoir des effets secondaires aussi. Il peut endommager les cellules saines et ainsi causer des ulcères dans la bouche, des nausées et la perte de cheveux. Il apporte aussi la sensation de fatigue et l'épuisement.

La Radiothérapie

Il s'agit du processus de l'utilisation des doses élevées de rayonnement pour tuer les cellules cancéreuses. Elle peut également être utilisée pour réduire les tumeurs. Cela peut guérir le cancer, empêcher les cellules de revenir et d'arrêter ou de ralentir sa croissance. Le rayonnement peut être utilisé pour soulager la douleur qui est généralement associée avec le cancer.

Cependant, la radiothérapie ne tue pas les cellules de cancer immédiatement. Il peut prendre plusieurs jours ou semaines de traitement avant que les cellules cancéreuses commencent à mourir. Après cela, les cellules de cancer vont commencer à mourir après des semaines et des mois de radiothérapie. Il y a deux types de rayonnement pour le traitement du cancer ; à savoir une radiothérapie externe et interne.

La radiothérapie a des effets secondaires. Elle peut tuer les cellules saines et par conséquent avoir un impact négatif sur le corps. L'effet le plus fréquent de la radiothérapie est la fatigue. Les médecins vont toujours prendre des mesures pour limiter les dommages aux cellules saines à la suite de la radiation.

Hormonothérapie

L'hormonothérapie fait référence au type de traitement du cancer qui arrête ou ralentit la croissance des cellules cancéreuses qui utilisent les hormones pour se développer. Les deux façons dont l'hormonothérapie travaille sont : blocage de la capacité du corps à produire des hormones ou interférer avec la manière dont se comportent les hormones dans le corps.

L'hormonothérapie est utilisée dans le traitement des cancers de la prostate et du sein qui utilisent les hormones pour la croissance.

L'effet secondaire qui provient de l'hormonothérapie dépend du type de thérapie qui est administré. Certains des effets secondaires communs pour les personnes qui reçoivent un traitement hormonal sont : bouffées de chaleur, les os fragilisés, diarrhée, nausées, fatigue, faible libido et les changements d'humeur.

Greffe de Cellules Souches

Ce type de traitement restaure les cellules souches qui produisent le sang dans les personnes qui ont eu leurs cellules détruites par de fortes doses de chimiothérapie ou de radiothérapie qui ont été utilisés pour traiter certains cancers. Les greffes de cellules souches ne travaillent pas directement contre les cancers, mais aidant une personne à récupérer la capacité de produire des cellules souches après de fortes doses de chimiothérapie ou de radiothérapie.

Des greffes de cellules souches sont souvent administrés aux personnes atteintes de leucémie et lymphome. Le greffe de cellules souches peut avoir des effets. La maladie du greffon contre l'hôte est un résultat commun du traitement. C'est une situation où les globules blancs dans le corps de l'hôte identifient les cellules du donneur comme des intrus et les attaquent. Cela peut encore être traité avec des stéroïdes ou d'autres médicaments qui peuvent refouler le système immunitaire. Ceci peut alors créer une ouverture pour les infections.

Conclusion – 'Mieux vaut prévenir que Guérir'

Bien que nous ayons été en mesure de démontrer que le bicarbonate de sodium pour le traitement du cancer n'est pas une fraude, mais un miracle, il est utile de noter que le vieil adage, mieux vaut prévenir que guérir est susceptible dans ces situations. Choix de vie, des exercices, une alimentation saine et de l'évitement des rayons ultraviolets du soleil peuvent aider quelqu'un à être exempt de cancer. Cependant, si vous êtes malade et remarquer d'étranges symptômes, veuillez consulter votre médecin pour le diagnostic et le traitement médical approprié.